AF468772

DE L'HYGIÈNE

DES

HABITANTS DES HAUTES-VOSGES

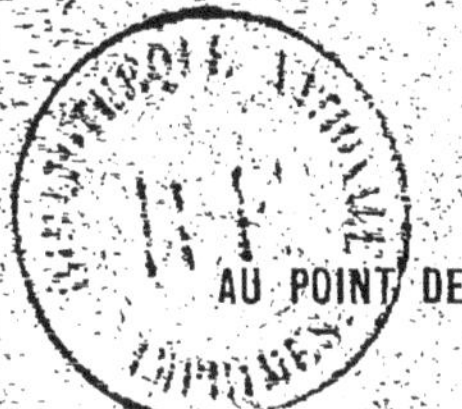

ENVISAGÉE SPÉCIALEMENT

AU POINT DE VUE DU DÉVELOPPEMENT DE LA TUBERCULOSE

PAR

Le Dr Paul SPILLMANN

PROFESSEUR AGRÉGÉ A LA FACULTÉ DE MÉDECINE DE NANCY

NANCY

IMPRIMERIE BERGER-LEVRAULT ET Cie

11, RUE JEAN-LAMOUR, 11

1886

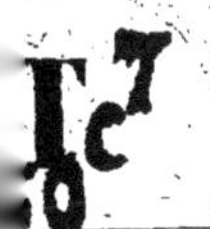

DE L'HYGIÈNE

DES

HABITANTS DES HAUTES-VOSGES

ENVISAGÉE SPÉCIALEMENT

AU POINT DE VUE DU DÉVELOPPEMENT DE LA TUBERCULOSE

PAR

Le Dr Paul SPILLMANN

PROFESSEUR AGRÉGÉ A LA FACULTÉ DE MÉDECINE DE NANCY

NANCY

IMPRIMERIE BERGER-LEVRAULT ET Cie

11, RUE JEAN-LAMOUR, 11

1886

DE L'HYGIÈNE

DES

HABITANTS DES HAUTES-VOSGES

ENVISAGÉE SPÉCIALEMENT

AU POINT DE VUE DU DEVELOPPEMENT DE LA TUBERCULOSE

Y a-t-il coin de terre plus ravissant que cette riante contrée des Vosges, aujourd'hui connue de tous les touristes ? A voir cette fraîche nature, ces magnifiques forêts de sapins, ces pâturages toujours verdoyants, ces lacs, ces cascades, tout cela au sein d'une atmosphère d'une pureté remarquable, on envie presque le sort des habitants de la montagne, qui semblent devoir trouver dans leurs chalets ensoleillés, l'aisance et la santé.

La réalité ne répond guère à ce tableau. L'hygiène suivie par les habitants de la montagne est, en effet, déplorable, et elle entraîne une série de maux sur lesquels nous avons cru bien faire d'appeler l'attention.

CLIMAT.

Le climat moyen des montagnes (600 à 700 mètres) est essentiellement sain ; c'est celui qui réunit les meilleures conditions de vie et de respiration. L'air oxygéné qu'on y respire renferme une dose d'ozone supérieure d'un tiers à l'air des centres urbains et des bas-fonds des plaines. L'ozone est produit abondamment par les accidents météorologiques si fréquents dans les montagnes.

De là la grande pureté de l'air et ses qualités particulièrement vivifiantes.

L'opinion généralement admise, et basée sur l'expérience, est que la tuberculose décroît et finit même par s'éteindre à mesure qu'on s'élève, l'air jouissant, à une certaine hauteur, de véritables propriétés antiseptiques. Or, pendant plusieurs séjours dans les Vosges, nous avons été frappés de la fréquence de la tuberculose même chez des habitants vivant dans des fermes isolées, à une altitude de 900 à 1,100 mètres.

Habitations.

La plupart des anciennes maisons, éparpillées dans la montagne, sont enfoncées dans le sol et en partie construites en bois; il n'y a, en général, qu'un rez-de-chaussée, rarement une chambre à l'étage supérieur. La toiture, très étendue, formée de bardeaux de bois, a une pente faible. Les fenêtres sont rares, petites, irrégulières. Au commencement du siècle, ces fenêtres étaient à losanges, enchâssées dans le plomb et ne s'ouvraient pas. Aujourd'hui, elles sont environ carrées et ont près de 90 centimètres de côté. Elles sont fixes et à six petits carreaux en verre; un seul de ces carreaux s'ouvre pour donner accès à l'air pur.

Quand on pénètre dans une de ces maisons, on arrive d'abord dans une cuisine basse, pavée de grosses pierres, meublée d'un vieux buffet. C'est là que se trouvent également les objets qui servent à la fabrication du fromage; une grande cheminée se dresse sur les côtés; on y fait fumer le lard.

Dans cette cuisine donne la pièce principale, appelée aussi poêle. C'est là, bien souvent, qu'on mange, qu'on travaille, qu'on repose. Cette pièce est basse; elle a à peine 1m,80 à 1m,90 de hauteur. L'habitant de la montagne y manipule le lait qui doit produire le fromage, il y installe son métier à tisser, y sèche les lessives de chaque jour; de plus, pour économiser le combustible, le fourneau en fonte, destiné à la cuisson des aliments, des légumes pour le bétail, est transporté dans la pièce afin d'utiliser la chaleur. C'est dans ce réduit malsain, mal aéré, qui communique parfois avec l'écurie ou l'étable à porcs, où des fromages sèchent sur des planches, que la famille passe les longs mois d'hiver.

En somme, pendant la mauvaise saison, l'habitant de la montagne est pour ainsi dire stabulé dans un réduit malsain, mal aéré, au milieu d'un air surchauffé, infecté par les fermentations du fromage ou saturé par les poussières du métier à tisser.

Dans les maisons aisées, on trouve d'ordinaire une ou deux autres pièces au rez-de-chaussée, parfois même à l'étage supérieur. Les autres parties de la demeure sont affectées à la grange et à l'étable, sur laquelle nous aurons à revenir, en détail, à propos du lait.

Il est juste d'ajouter que l'architecture rurale a fait de grands progrès depuis une quarantaine d'années, et que les fermes nouvellement construites sont mieux aménagées.

Depuis la publication de ce travail, mon excellent confrère, M. le Dr Greuell, directeur de l'établissement hydrothérapique de Gérardmer, a bien voulu me faire parvenir quelques réflexions fort judicieuses, dont je m'empresse de tenir compte.

« Nos montagnards, dit-il, ont une hygiène abominable : mais s'ils ne l'ont pas améliorée encore, ce n'est pas faute de le leur avoir maintes fois répété. Ils jouissent de l'air le plus pur qu'il soit possible de désirer, et ils font tout ce qu'ils peuvent pour en laisser pénétrer le moins possible dans leurs habitations. Vous avez remarqué que les fenêtres n'ont généralement qu'un petit carreau mobile ; mais souvent encore cette unique ouverture est rendue inutile par l'adjonction d'une double fenêtre, qui est absolument d'une seule pièce et inamovible.

« Les habitants vivent donc, nuit et jour, dans des chambres basses où l'on fait la cuisine, et dont l'air ne se renouvelle même pas par le tirage de la cheminée, puisque le fourneau du poële [1] est chauffé par la cuisine. Dans ces mêmes pièces, le fromage en fermentation répand des effluves bien désagréables pour un odorat non acclimaté. Les montagnards n'en sont point incommodés, mais n'est-il pas juste de penser que leurs organes respiratoires ne reçoivent pas toujours impunément l'assaut des milliards de bactéries qui encombrent l'air qu'ils respirent pendant les longs mois d'hiver ? »

Alimentation.

L'alimentation des habitants de la montagne consiste en pain noir, pommes de terre, fromage et eau-de-vie. Les plus heureux

1. Poële : chambre principale de la maison.

ajoutent à cela du vin et un peu de lard ou un peu de viande, dans les grandes circonstances.

Quand les pommes de terre et le fromage manquent, l'eau-de-vie fait les frais de l'alimentation. Femmes, enfants, toute la famille consomme. Et quelle eau-de-vie ! c'est un affreux produit germanique que les montagnards vont chercher au delà de la frontière au grand détriment du Trésor et de leur santé. Cette invasion permanente des alcools à bon marché est une véritable ruine pour cette population primitivement si forte et si robuste des montagnes.

« La mauvaise alimentation et l'usage immodéré d'eaux-de-vie nuisibles font, me dit encore M. le Dr Greuell, que la population ne possède plus la richesse de constitution qu'elle avait il y a 30 ou 40 ans. Il faudrait donc prêcher l'hygiène aux habitants et surtout (mais c'est là qu'est la plus grande difficulté) leur faire comprendre que les eaux-de-vie qu'ils boivent aujourd'hui altèrent leur santé d'abord, mais entraînent encore la dégénérescence de leurs descendants. De tous temps on a fait à Gérardmer une forte consommation d'eau-de-vie. Mais il y a 20 ans encore, cette eau-de-vie était de bonne qualité ; elle provenait de la distillation du vin quelquefois, de la distillation des marcs de raisin souvent. On ne connaissait pas alors les eaux-de-vie fournies par les alcools dédoublés des résidus de betteraves, de pommes de terre, de graines avariées, etc., et les buveurs de profession résistaient plus longtemps à l'intoxication alcoolique. »

Il y a quelques années, la quantité d'alcool absorbée s'élevait, pour la petite ville de Gérardmer [1], dans une année, à 1,032 hectolitres pour les hommes et à 15,000 litres pour les femmes ; et ce chiffre ne comprend que l'alcool qui a payé les droits. Depuis ces temps derniers, la consommation du vin a augmenté et celle de l'eau-de-vie a diminué.

A chaque pas on rencontre dans la montagne des *débitants*. C'est là qu'on se livre, surtout en hiver, à de véritables orgies. Hommes, femmes, sont attablés ; on boit de l'alcool, on mange du fromage, on joue jusqu'à ce que le sommeil et l'alcool appesantissent les yeux. Ces réunions durent parfois une partie de la nuit.

1. Gérardmer compte environ 7,000 habitants disséminés sur 8,864 hectares de superficie, dont 5,622 hectares de forêts.

a) *Eaux.*

Les eaux potables de Gérardmer sont d'une pureté remarquable. Recueillies sur un sol granitique, elles ne renferment aucun principe ni calcaire ni salin. Elles ont une saveur fade et fatiguent parfois les estomacs habitués à d'autres eaux. M. le professeur Garnier, qui a bien voulu examiner ces eaux, n'y a trouvé qu'un résidu insignifiant, d'accord avec les résultats de l'analyse des eaux de source provenant de terrains de grès.

En dehors des eaux de source, d'origine profonde, les habitants de la montagne boivent des eaux de fontaine, qu'ils amènent dans leurs demeures et qui proviennent de tourbières où elles ont été en contact avec des matières organiques en décomposition. Cependant ces eaux ne contiennent pas la moindre trace d'hydrogène sulfuré; les traces de fer qu'on y rencontre sont moins fortes que la quantité qui s'en trouve dans la plupart des eaux de notre région. En résumé, ces eaux sont très faiblement minéralisées.

b) *Lait.*

Les prairies et les pâturages alimentent environ 2,000 têtes de bétail, dont le lait produit annuellement près de 900,000 kilogr. de fromage. Le lait le plus pur, mais qui ne sert qu'à la fabrication du beurre et surtout du fromage, est fourni par des troupeaux qui passent une partie de l'année sur les Hautes-Chaumes, à 3,000 ou 4,000 pieds au-dessus du niveau de la mer, dans les endroits où les arbres ne poussent plus. On trouve là des métairies ou fromageries, et le marquard y amène deux fois par jour le troupeau. Ces étables sont tenues très proprement; elles sont soigneusement lavées; l'air y est pur. Aussi les vaches qui pâturent sur les hauteurs ont-elles, grâce à l'exercice qu'elles prennent et à l'excellente qualité des herbes dont elles se nourrissent, un embonpoint qui fait l'admiration de tous les visiteurs.

Mais quittons les Hautes-Chaumes, où se trouvaient quelques troupeaux isolés, et revenons aux habitations de la montagne. Quand on jette un coup d'œil sur les riantes prairies, sur les verts pâturages qui entourent chaque ferme, on est tout étonné de ne pas y voir paître de troupeaux. C'est que les vaches ne sortent jamais de leur étable; elles sont absolument stabulées et dans des conditions déplorables. On dirait qu'on a redouté pour ces pauvres bêtes l'influence de l'air pur, de la lumière et du soleil.

Les étables sont tellement basses qu'on ne peut s'y tenir debout; elles ont tout au plus 70 à 80 centimètres de hauteur. Les bêtes sont si rapprochées les unes des autres, qu'il leur reste au plus un espace de 60 centimètres pour se mouvoir. Toujours attachées, elles ont tout juste assez de liberté pour prendre leur nourriture et se coucher. L'urine s'écoule sur un plancher en bois et s'infiltre dans le sol. De fenêtre, il n'y en a point. Un méchant petit carreau, hermétiquement fermé, donne un peu de jour à ce sombre réduit. A la partie supérieure de l'étable se trouvent, de distance en distance, de petits conduits en grès, d'un très faible diamètre, qui traversent la muraille ; c'est la seule bouche de ventilation.

Les paysans auxquels nous faisions observer que leurs bestiaux n'avaient ni air, ni lumière, nous répondirent que le bétail avait besoin de chaleur et d'obscurité pour fournir beaucoup de lait; l'obscurité, nous disaient-ils, favorise l'immobilité; les bêtes sont tranquilles et c'est là une condition essentielle quand on veut obtenir une grande quantité de lait. On voit par là que la stabulation est complète.

Les vaches ainsi stabulées ne tardent pas à engraisser, et au bout de deux ans, trois ans au plus, elles sont vendues pour la boucherie. Mais beaucoup d'entre elles deviennent tousseuses et phtisiques. Le nombre des vaches tuberculeuses est considérable dans la montagne, et tout porte à croire que c'est dans le pays même qu'elles contractent la maladie. Il est, en effet, fort rare qu'on fasse reprendre au vendeur une génisse nouvellement achetée et atteinte de l'affection qui est rédhibitoire. Du reste, on élève fort peu dans la montagne ; presque tout le bétail vient du Doubs, du Jura, etc.

La phtisie est si fréquente, qu'on nous a montré des étables où il y avait eu plus de dix vaches tuberculeuses en quatre ans. Dans certaines étables même, toutes les vaches deviennent tuberculeuses dans un temps donné.

Quelle est l'origine de cette tuberculose? Les mauvaises conditions hygiéniques que nous venons d'indiquer, jouent évidemment un grand rôle dans le développement de la phtisie. Mais la contagion ne joue-t-elle pas un rôle plus important? On ne prend, en effet, aucune précaution après le départ d'une vache phtisique. On ne lave, ni on ne nettoie la place qu'elle occupait, la crèche dans laquelle elle mangeait, le baquet où elle s'abreuvait. La nouvelle arrivante, qui vient de quitter peut-être un bon pâturage, bien sain, bien aéré, est là, bloquée, stabulée, exposée immédiatement à tous les germes contagieux qui vont trouver, pour se développer, un terrain d'autant plus favorable que la bête sera plus jeune.

Nous verrons tout à l'heure ce que devient la viande des animaux tuberculisés.

Reste la question du lait fourni par les vaches ainsi stabulées. Il est généralement d'une qualité supérieure et a l'avantage de n'être ni falsifié ni étendu. M. le Dr Mougeot [1] lui attribue des propriétés diurétiques spéciales dues à la nature du fourrage qui renferme le narcisse, le colchique d'automne, la renoncule, etc. Pour le même motif, certaines plantes aromatiques imprégneraient le lait de parfums excitants qui s'y découvrent à la condition de boire ce lait avant d'être bouilli.

Mais reste la grave question du lait fourni par des vaches phtisiques. Nous avouons qu'avant de prescrire une cure de lait, nous voudrions, pour la sécurité des malades, voir établir des modifications hygiéniques sérieuses dans le régime des étables.

Ce fait nous met en mémoire une modeste anecdote, qui nous a laissé un souvenir vivace. Nous étions assis dans un hôtel de Gérardmer, à côté d'une Parisienne d'un certain âge, qui souffrait depuis plusieurs mois d'une affection de l'estomac. Un des médecins les plus distingués de la capitale l'avait soumise au régime du lait. Quittez au plus tôt Paris, lui avait-il dit. Vous ne pouvez boire ici que du lait impur, provenant de vaches stabulées. Allez dans la montagne, partez pour les Vosges; là vous trouverez de magnifiques pâturages, des étables modèles et un lait exquis. Le lendemain de son arrivée, notre malade s'empresse d'aller à la ferme voisine visiter la belle étable et examiner les vaches qui devaient lui fournir un si bon lait. Grand fut son étonnement de trouver, en guise d'étable, un affreux réduit, sombre, dans lequel on respirait à peine, et où étaient enfermées de malheureuses bêtes qui n'avaient vu depuis longtemps la lumière du soleil et n'avaient pu brouter sur place l'herbe des prairies. Le désenchantement fut complet.

Nous nous demandons aussi si la fréquence de la tuberculose chez les habitants de la montagne, ne peut pas être, en partie du

1. *Gérardmer médical*, par le Dr Mougeot, de Bar-sur-Aube. Saint-Dié, 1883.

moins, attribuée aussi à l'usage du lait ou du fromage provenant d'animaux contaminés.

c) *Viande.*

Nous avons vu que les animaux stabulés dans les étables devenaient rapidement tuberculeux ; ils le deviennent dans la proportion de 30 à 40 p. 100. Les vaches malades sont fréquemment abattues sur place; les organes farcis de tubercules sont cuits et livrés aux porcs ; la viande est consommée par les habitants.

Les autres bêtes sont livrées à la boucherie ; dans certains endroits, il y a des vétérinaires, mais dans d'autres il n'y a aucun contrôle sérieux. Un inspecteur d'abattoir (à Gérardmer, c'est un ancien gendarme) est chargé d'assister à l'abatage et d'autoriser la vente, s'il y a lieu. Or des vaches, en apparence bien portantes, donnant beaucoup de lait, à tel point que les bouchers eux-mêmes s'y trompent, présentent fréquemment des masses tuberculeuses disséminées dans les plèvres, dans les poumons, dans le péritoine. Nous avons assisté nous-même à l'ouverture de plusieurs de ces animaux. Quand il en est ainsi, on interdit au boucher de vendre la viande dans la commune et le propriétaire est tenu de reprendre sa bête.

Mais que va devenir cette viande dont la vente est interdite dans la commune? Il est des cas où le propriétaire la donne à manger aux porcs. Mais elle subit presque toujours une autre destination. Achetée à bas prix par des tripiers, privée de toutes les parties atteintes de lésions qui frappent la vue, elle est expédiée aux criées des marchés des grandes villes voisines et aux halles de Paris. Ainsi une viande jugée mauvaise pour la consommation des habitants de telle commune des Vosges, est débitée et vendue comme excellente à la criée de la grande ville et nos ménagères, attirées par le bon marché, vont acheter cette viande évidemment mauvaise, si même elle n'est dangereuse au point de vue de la contagion. Cette viande, en effet, si elle n'est pas soumise à une cuisson parfaite, peut devenir l'origine d'une infection tuberculeuse. Les ganglions innombrables situés dans le tissu cellulaire, entre les muscles, peuvent renfermer des germes morbides. Consommée crue, ou à peine saisie par une cuisson superficielle, cette viande peut donc être essentiellement dangereuse. Combien de tuberculoses, dont l'origine nous semble obscure, sont peut-être dues à une origine infectieuse de cette nature?

Il y aurait deux moyens d'obvier à un abus aussi grave. Le premier consisterait à exiger un certificat d'origine, signé par un homme compétent. Le second, d'une application pratique plus difficile, consisterait à exiger la présence des organes. La question nous paraît assez importante pour qu'elle soit prise en sérieuse considération.

Il y aurait encore un autre moyen plus radical; ce serait la destruction immédiate de toute bête reconnue atteinte de tuberculose généralisée. Quand il s'agit de combattre l'extension d'une maladie qui, au commencement de ce siècle, entrait pour un dixième dans les causes de mortalité, et qui aujourd'hui y entre pour un cinquième de la totalité des décès, on ne saurait être trop sévère. On exige bien la destruction des animaux charbonneux et l'on ne prendrait aucune mesure pour se défendre de la tuberculose qui décime nos populations!

MORTALITÉ.

En général, on ne vit pas vieux dans la montagne; un travail fatigant, dur, pénible, une mauvaise hygiène, usent vite les constitutions les plus robustes.

A Gérardmer, dont la population est d'environ 7,000 âmes, il meurt, en moyenne, 190 personnes dans une année; cela fait une mortalité de 28 p. 1,000. Sur ces 190 décès, il y en a plus de 30 qui sont dus à des affections aiguës des voies respiratoires: pneumonies, bronchites, pleurésies. Ce fait s'explique par les transitions brusques de température; les habitants, enfermés dans une atmosphère surchauffée et malsaine, doivent subir très facilement l'influence du froid.

Mais le point le plus intéressant est celui qui concerne la fréquence de la tuberculose. Sur 190 décès, il y a près de 40 tuberculeux. Cela fait plus d'un cinquième de la totalité des décès[1]. Quant à la scrofule, elle est relativement assez rare.

Ainsi donc, voilà un pays admirablement situé, et dont les habitants sont exposés à la tuberculose autant, sinon plus, que dans des centres urbains contaminés.

1. M. le Dr Greuell me fait remarquer que la proportion de tuberculeux signalée dans ce travail est exagérée. Cela tient à la manière défectueuse dont la statistique est établie à la mairie de Gérardmer. Il pense que le chiffre de 11 p. 100 est à peu près exact, chiffre du reste encore assez élevé, vu la salubrité du climat et l'altitude du pays. L'hérédité jouerait le plus grand rôle dans la propagation de la tuberculose : les mariages consanguins sont, en effet, très fréquents à Gérardmer.

En cherchant à étudier l'origine de quelques-uns de ces cas de tuberculose, nous avons reconnu que plusieurs d'entre eux avaient été importés du dehors par des jeunes gens qui avaient quitté la localité en bonne santé et avaient contracté des tubercules soit au régiment, soit en ville. Ces malades ont constitué de petits foyers isolés qui se sont étendus et ont donné lieu à de nouveaux cas de transmission.

Il est évident que l'alimentation défectueuse, souvent insuffisante, l'air vicié et l'alcoolisme jouent un grand rôle dans le développement de la tuberculose.

Nous nous demandons enfin si la tuberculose si fréquente et si répandue des bêtes à cornes n'entre pas dans une certaine part dans la production des cas de tuberculose observés dans les fermes isolées de la montagne. Ce sont là des questions de détail et de statistique qu'il serait fort intéressant d'étudier et que les médecins qui habitent sur place peuvent seuls résoudre.

Nous avons déjà insisté sur l'abus des boissons alcooliques qui provoque l'abrutissement d'une partie de la population, à tel point que, d'après la statistique, le département des Vosges est, de toute la France, celui qui fournit le plus de cas d'aliénation mentale dus à l'alcoolisme. Mais on ne saurait nier, et ce point nous intéresse particulièrement ici, l'influence évidente et souvent terrible des abus alcooliques sur le développement de la tuberculose.

En résumé :

1° Les conditions hygiéniques dans lesquelles sont établies la plupart des maisons des habitants des Hautes-Vosges sont déplorables.

2° Les étables manquent d'espace, d'air et de lumière.

3° Il y aurait lieu d'éclairer les fermiers sur la contagiosité des maladies dont sont atteints leurs bestiaux.

4° Pour diminuer les progrès de l'alcoolisme, il serait bon de réprimer énergiquement l'ivresse et d'abroger la loi de 1873 qui a établi la liberté des cabarets.

5° Pour éviter la transmission de la tuberculose par la viande, ou tout au moins la vente de la viande provenant d'animaux tuberculeux, il faudrait exiger un certificat d'origine ou la présence des organes. Enfin, comme moyen extrême, on pourrait ordonner la destruction des animaux reconnus infectés.

Nancy, imprimerie Berger-Levrault et Cie.

NANCY, IMPRIMERIE BERGER-LEVRAULT ET Cie